SYNDICAT MÉDICAL DE COUTRAS

RAPPORTS

ENTRE

MÉDECINS

ET PHARMACIENS

PAR LE

Dr BARAT-DULAURIER

EX-INTERNE DES HÔPITAUX DE PARIS

(Extrait du *Journal de Médecine de Bordeaux*, n° du 26 juin 1887.

BORDEAUX

IMPRIMERIE G. GOUNOUILHOU

II — RUE GUIRAUDE — II

1887

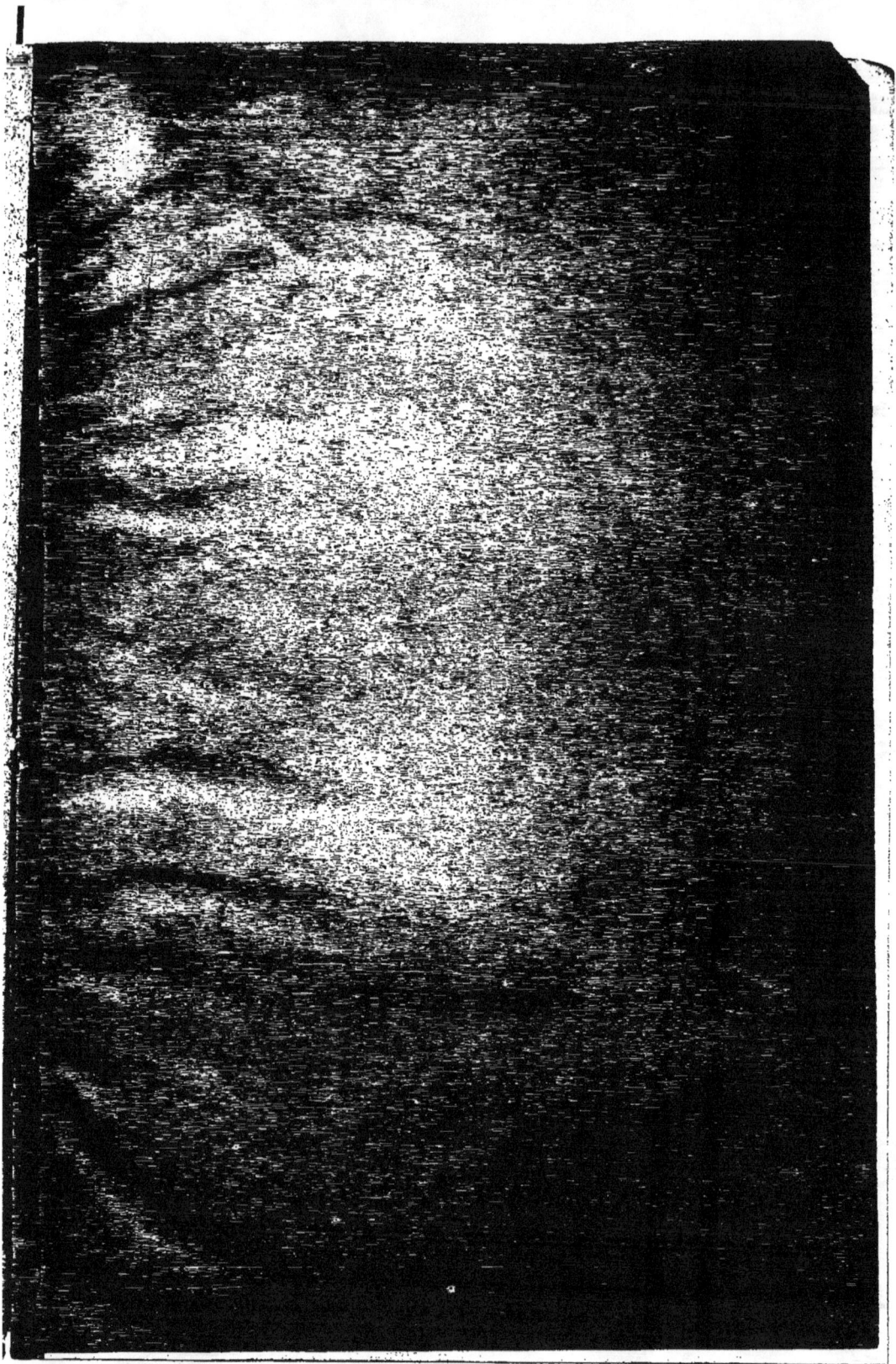

SYNDICAT MÉDICAL DE COUTRAS

RAPPORTS

ENTRE

MÉDECINS
ET PHARMACIENS

PAR LE

Dʳ BARAT-DULAURIER

EX-INTERNE DES HÔPITAUX DE PARIS

(Extrait du *Journal de Médecine de Bordeaux*, nᵒ du 26 juin 1887.

BORDEAUX

IMPRIMERIE G. GOUNOUILHOU

11 — RUE GUIRAUDE — 11

1887

RAPPORTS ENTRE MÉDECINS

ET PHARMACIENS [1]

MESSIEURS ET CHERS CONFRÈRES,

A notre dernière réunion, vous avez décidé de mettre
à l'étude, pour chacune de nos séances, une ou plusieurs
questions professionnelles. Vous avez pensé que l'intérêt
qui, pour chacun de nous, s'attacherait à ces études
serait un excitant propre à tenir sans cesse en éveil,
chez nos confrères du Syndicat, le désir d'assister à nos
Assemblées. Vous avez espéré que l'attrait de ces réu-
nions ainsi modifiées serait de nature à entraîner
l'adhésion des quelques hésitants qui peuvent encore se
trouver dans notre région. Pour ma part, je suis con-
vaincu de l'utilité de ces sortes d'études et des discus-
sions qui en suivront.

Nous avons aujourd'hui à examiner les rapports qui
doivent exister entre médecins et pharmaciens.

Ces rapports doivent nécessairement trouver leur raison d'être dans les droits et les devoirs de chacun. En
d'autres termes, si nous établissons les règles que doit
observer le pharmacien d'une part, celles qui, d'autre
part, doivent guider le médecin, nous aurons, dans les
conséquences qui en découleront, un *criterium* infail-

(1) Travail lu au Syndicat de Coutras dans la séance du 14 juin 1887.

lible qui nous permettra de trancher les difficultés qui pourraient se présenter.

Les lois de l'an XI qui régissent encore l'exercice de la médecine et celui de la pharmacie n'ont pas été modifiées, dans leur essence, par les décrets ou règlements intervenus depuis cette époque lointaine. Elles font, de l'exercice de chacune de ces professions, un monopole véritable. Seul, en effet, le pharmacien peut débiter, à dose médicinale, certaines substances, et les condamnations sévères, fréquemment infligées à ceux qui ont voulu empiéter sur le domaine pharmaceutique, ont appris aux délinquants que ni les pharmaciens ni les pouvoirs publics n'étaient disposés à laisser tomber en désuétude cette législation vermoulue, en apparence, mais encore robuste.

Seul aussi, le médecin devrait se livrer à l'exercice de l'art de guérir. Il est vrai que si les tribunaux sont d'une sévérité parfois excessive à l'égard de ceux qui débitent des drogues sans avoir un titre officiel, ils trouvent, le plus souvent, des trésors d'indulgence dont bénéficient les Esculapes sans diplôme ni patente dont nous subissons presque partout la néfaste concurrence. Je n'hésite pas à l'affirmer, sans crainte d'être contredit, l'exercice illégal de la médecine est favorisé avant tout par les pénalités dérisoires dont le législateur a voulu punir les délinquants, pénalités tellement insuffisantes que les magistrats des parquets, se sentant en quelque sorte désarmés, aiment mieux garder un dédaigneux silence que de requérir l'application de la loi.

Mais il n'en est pas moins vrai que nous devons nous conformer, *faute de mieux*, à la législation qui nous régit. A ce point de vue, la médecine est un monopole ; donc, ceux-là seuls qui remplissent les conditions exigées par les lois et règlements ont le droit de l'exercer.

La pharmacie est un monopole ; donc, les pharmaciens remplissant les conditions voulues doivent seuls la pratiquer.

D'où il résulte forcément que la première, la plus importante base sur laquelle doivent s'établir les rap-

ports entre médecins et pharmaciens réside, pour chacun, dans l'observation de cette formule : la médecine
au médecin, la pharmacie au pharmacien.

Voilà donc nettement tracés les cercles dans lesquels
médecins et pharmaciens doivent respectivement se
mouvoir, du moins en théorie.

En pratique, il n'est pas possible de tracer avec une
semblable précision les limites des attributions des uns
et des autres. Il ne faut pas perdre de vue que médecine
et pharmacie trouvent leur raison d'être dans les souf-
frances de l'humanité, que l'une et l'autre ont pour but
suprême de soulager. De là des confusions faciles à
établir. Le public, qui est en ces matières un très mau-
vais juge, s'adressera souvent plutôt au pharmacien
qui, vivant au milieu des drogues, lui semble absolu-
ment apte à en déterminer les applications. Il oublie
que la connaissance la plus parfaite des vertus des
médicaments n'implique pas la connaissance et la dé-
termination des états morbides qui appartiennent essen-
tiellement au domaine médical et, pour lesquelles le
médecin *seul* a fait des études spéciales indispensables.

Malheureusement un trop grand nombre de pharmaciens, dans le but de se grandir dans l'estime de gens
incompétents, ou même dans une pensée de lucre, sont
portés à favoriser ces tendances du public. Ils donnent
le plus souvent des conseils, de véritables consultations,
et notez bien que ceux qui se livrent à cette pratique
sont souvent ceux qui ignorent le plus les choses de la
médecine. Ils savent, d'autre part, à moins d'avoir le
sens moral perverti, qu'ils commettent une action blâ-
mable. Pour excuse, ils vous diront des choses de cette
force : « Si cela ne fait pas de bien, cela ne saurait faire
de mal, » ou bien : « Si le mal fait des progrès, on ap-
pellera le médecin. » Ces raisons sont mauvaises et un
tel langage ne saurait être trop fortement blâmé, car la
pratique qu'il tend à absoudre a souvent pour résultat de
laisser le mal empirer et parfois de le rendre incurable.
Appelé trop tard, le médecin sera impuissant à arrêter

les progrès de la maladie qu'une médication appropriée
eût rapidement enrayée.

Au fond, soyez-en bien certains, le pharmacien qui
agit de la sorte a peu de souci de la santé des clients. —
Peut-être, dira-t-on, se fait-il illusion, relativement à
l'étendue de sa science? — Je voudrais le croire; ce
serait, sinon une excuse, du moins une circonstance
atténuante. Malheureusement tout ce que j'ai pu voir
ne me permet guère de porter un jugement aussi favo-
rable et je suis forcé de reconnaître que le mobile qui,
avant tout, guide sa conduite, c'est le désir de vendre
sa marchandise. Il taille en plein drap; il bourre son
client de potions, de sirops, de pilules, sans aucun contrôle, et il craint que l'ordonnance qu'on irait chercher
dans le cabinet du médecin ne lui permît pas de placer
une aussi grosse quantité de médicaments. De son
côté, le client, qui n'y entend rien, paie, sans sour-
ciller, une somme double ou triple de celle qu'il eût été
nécessaire de dépenser. Il est vrai qu'il a la satisfaction
de croire qu'il a évité la consultation du docteur.
Économie bien illusoire; la caisse du pharmacien a tout
englouti.

Qu'un hasard le favorise et qu'un succès survienne,
le pharmacien pourra passer pour un grand savant et
éclabousser d'une réputation imméritée le médecin, son
voisin, qu'on reléguera volontiers parmi les vieilleries
inutiles, sinon dangereuses. C'est là une de ces injus-
tices du hasard dont nous sommes chaque jour témoins.
Mais, tôt ou tard, le public le plus aveugle finit par
ouvrir les yeux à la lumière et par juger sévèrement le
pharmacien qui naguère était le héros du jour. Le
peuple brise son idole de la veille et délaisse celui dont
il a fini par découvrir les honteuses spéculations et
dont la conduite n'inspirera désormais que dédain et
dégoût.

Hâtons-nous de reconnaître qu'un nombre assez considérable de pharmaciens savent éviter de donner dans ce
travers; ils se renferment scrupuleusement dans leurs
attributions et se bornent à donner des secours urgents

en cas d'accident et en l'absence du médecin. C'est bien
là le rôle que le pharmacien a à remplir, celui dont il
ne devrait jamais s'écarter.

Il ne suffit pas que le pharmacien s'abstienne d'avoir
un cabinet de consultation ouvert et de diriger des trai-
tements par les conseils médicaux qu'il donne. Il doit
aussi livrer, sans commentaires, les médicaments qui
sont formulés par le médecin. Il ne doit pas ignorer
combien les clients sont soupçonneux, combien ils sont
portés à mal interpréter les paroles les plus inoffensives
en réalité. Dans ces conditions, un mot pourrait suffire
pour faire perdre au médecin la confiance de son client
et pour lui causer un préjudice considérable. Aussi,
avant d'indiquer au client le mode d'administration du
médicament, il sera prudent de s'informer des indications fournies déjà par le médecin afin de les donner
identiques.

Ici une difficulté se présente; souvent le client feindra
de n'avoir reçu aucune instruction de la part du médecin. Il veut comparer le langage de ce dernier avec
celui que tiendra le pharmacien. Il veut les faire, en
quelque sorte, juger l'un par l'autre, et si les expressions
dont ils se seront servis ne sont pas tout à fait identiques,
les commentaires ne manqueront pas d'aller leur train.
Et suivant qu'on aura adopté le mode d'administration
indiqué par le pharmacien ou par le médecin, selon
que la marche de la maladie sera plus ou moins favora-
ble, vous verrez que l'un des deux sera traité d'ignorant
ou d'imbécile, sinon d'empoisonneur ou de coquin.

Pour éviter ces désagréments et les froissements qui
pourraient en être la conséquence, il me paraît y avoir
deux moyens efficaces. L'un, applicable par le médecin,
consisterait à inscrire sur toutes ses ordonnances le mode
d'administration du remède que le pharmacien n'aurait
qu'à répéter au besoin; l'autre, dépendant uniquement
du pharmacien, consisterait à renvoyer le client près du
médecin dont il aurait oublié les avis, toutes les fois que
l'ordonnance fournie ne renfermerait pas des indications

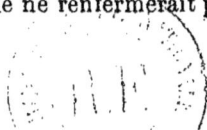

de nature à éviter tout malentendu. Ces simples précautions suffiraient à empêcher des froissements de se produire. Elles commanderaient chez le client plus de
considération, plus de respect, pour l'une et pour l'autre
profession.

Une excellente précaution, qui est employée dans certaines pharmacies et qu'on me communique, me paraît
devoir être recommandée aux pharmaciens dans le but
de rappeler au médecin les médicaments contenus dans
des médicaments précédemment ordonnés et dont il
aurait pu oublier la composition exacte. Il s'agirait sim-
plement de marquer sur l'étiquette la dose et le nom
des substances actives. Cette précaution rend les plus
grands services partout où elle est prise, et nous serions
heureux de la voir se généraliser.

Sans doute, ayant la responsabilité des médicaments
qu'il délivre, le pharmacien a un certain droit de contrôle sur l'ordonnance qui lui est présentée; mais ce
contrôle doit se borner à corriger les *lapsus* qui auraient
pu échapper au médecin, soit au point de vue de la
posologie, soit au point de vue des incompatibilités chimiques. Les convenances lui commandent, d'ailleurs,
d'en user avec discrétion, sans que le client s'en aper-
çoive et d'en avertir le médecin intéressé SEUL.

Nous ne saurions avoir la prétention de trouver dans
chaque pharmacie tous les médicaments que nous pou-
vons prescrire. Les spécialités innombrables dont le
catalogue grossit chaque jour; les remèdes nouveaux,
étudiés et mis en expérimentation par les sommités
médicales, ne sauraient tous avoir une place dans toutes
les officines; mais les médicaments courants doivent se
rencontrer partout. Plusieurs peuvent se remplacer, dans
certains cas, par des équivalents; mais, *seul* le médecin
traitant peut autoriser ces substitutions, qu'il s'agisse
de médicaments courants ou de spécialités; car, *seul*, il
est responsable devant les familles des résultats obtenus.
Le pharmacien devra donc délivrer le médicament

prescrit, la dose prescrite ou la marque demandée. S'il
en était autrement, comment pourrions-nous nous rendre compte des phénomènes morbides qui se déroule-
raient ultérieurement sous nos yeux et des modifications
à imprimer au traitement? Trompés sur la qualité ou
la quantité du remède, nous ne saurions introduire
aucune modification utile au cours des maladies dont
nous suivons l'évolution.

Vous savez tous les progrès accomplis dans l'art de
frauder toutes choses. Il semblerait au premier abord
que les objets destinés à guérir les malades eussent dû
échapper à l'odieuse industrie des falsifications. Malheureusement il n'en est rien. Les fabricants de produits
chimiques destinés aux usages médicaux n'ont pas la
prétention d'être tous philanthropes et ne concourent
point pour des prix Monthyon. Les médicaments sont
souvent falsifiés au même titre que les denrées alimen-
taires. Vous n'ignorez pas notamment que certains sul-
fates de quinine, introduits en France il y a quelques
années par la vertueuse Allemagne, ne contenaient en
réalité que 16 ou 17 % de sulfate de quinine pur!
Comment compter sur l'efficacité de semblables produits? Le pharmacien qui les délivrerait en connaissance
de cause serait un malhonnête homme. Mais si l'honnêteté la plus élémentaire lui défend d'en user de la
sorte, sa conscience, le souci de sa propre considération
lui font un devoir strict de s'assurer de la qualité des
produits qu'il répand dans le public.

Si le pharmacien a des obligations se rapportant à la
clientèle et au médecin traitant, celui-ci, de son côté, a
aussi des obligations à l'égard du pharmacien, dans
lequel il doit, avant tout, voir un auxiliaire et un colla-
borateur.

C'est ainsi que, respectant le monopole du pharmacien,
le médecin ne doit fournir des médicaments qu'en cas
d'urgence et de péril imminent. Personne, en effet, ne
saurait blâmer un praticien d'administrer, par exemple,

un vomitif qu'il aurait sous la main à un individu, fût-
il à la porte d'une pharmacie, qui viendrait d'avaler par
mégarde un toxique. Mais, en dehors de circonstances
tout à fait exceptionnelles, il devra s'abstenir. Si, d'un
côté, la loi lui défend de délivrer des médicaments, sa
propre considération doit aussi lui conseiller de se ren-
fermer dans l'exercice de son art. Les motifs qui nous
ont porté à engager le pharmacien à ne point s'immiscer
à la pratique médicale peuvent ici être invoqués pour
conseiller au médecin de s'abstenir de faire de la pharmacie.

Il est bien entendu que je ne saurais avoir en vue le
cas où un médecin se trouve à une grande distance
d'une officine ouverte et où la loi même, dans l'intérêt
de l'humanité, lui reconnaît le droit de délivrer à ses
clients les remèdes qu'il croira utiles au rétablissement
de leur santé.

Il se rencontre malheureusement, vous le savez, des
médecins assez peu soucieux de leur dignité pour proposer, au pharmacien de leur choix, de leur consentir
des remises sur les ordonnances qu'ils leur enverront.
Que se passe-t-il alors? Si le pharmacien est honnête et
s'il repousse avec indignation les ouvertures qui lui
sont faites, il est infailliblement sacrifié et on s'adressera
à un autre. Je suis bien certain que dans notre Syndicat
aucun fait de ce genre n'est à redouter. Vous pronon-
ceriez avec mépris et dégoût l'exclusion de celui qui
s'en rendrait coupable; mais je sais pertinemment que
de semblables situations existent. Je sais qu'il s'est ren-
contré des pharmaciens assez malhonnêtes, disons le
mot, pour accepter ou proposer eux-mêmes de semblables
marchés. Et alors, les ordonnances les plus dispendieuses
affluent dans ce piège, dans ce traquenard tendu à la
bourse et à la bonne foi du client. C'est un vol organisé
savamment, dans l'ombre et le secret, auquel aucun
homme soucieux de sa dignité ne voudra jamais prêter
la main.

Dans d'autres circonstances, il s'est créé des associations entre médecins et pharmaciens pour exploiter une

officine. Les différents projets de loi présentés à la Chambre maintiennent la prohibition dont la législation existante frappe de telles sociétés. L'intérêt social comme la dignité professionnelle exigent impérieusement des mesures coercitives applicables dans ces circonstances. On nous a assuré, mais nous osons à peine le croire, qu'un agrégé de l'une de nos Facultés de Médecine les plus importantes se montrait assez peu soucieux de la dignité professionnelle pour s'abaisser jusqu'à donner des consultations dans l'arrière-boutique d'un pharmacien. C'est une monstruosité et une honte !

Si nous condamnons l'association d'un médecin et d'un pharmacien, nous ne saurions trop énergiquement flétrir le pharmacien qui se fait l'homme-lige des rebouteurs et des sorciers ou de tous autres exploiteurs de la crédulité publique.

Mais ce n'est pas tout. Si le pharmacien doit s'abstenir devant le public de tout commentaire sur le traitement prescrit, le médecin, de son côté, doit éviter, avec le plus grand soin, toute remarque pouvant porter préjudice au pharmacien et le déprécier dans l'esprit du client. Il doit se souvenir que chacune de ses paroles est relevée, commentée, interprétée et que, pour lui, plus que pour tout autre, le silence est d'or. S'il a des observations à présenter sur tel ou tel remède ou sur telle ou telle préparation, il doit les présenter au pharmacien *seul*, sans prendre personne pour intermédiaire ou pour confident de ses récriminations.

En tenant compte de ce qui précède, il nous est possible de poser les règles suivantes :

Le médecin et le pharmacien doivent être considérés comme des collaborateurs ayant pour but le soulagement des malades.

La médecine et la pharmacie étant chacune exercée en vertu d'un monopole et nécessitant des études spéciales pour chaque profession, le médecin devra se

borner à la pratique médicale; de son côté, le pharmacien devra s'abstenir de s'immiscer en aucune façon au
traitement des maladies.

Les bonnes relations et la bonne harmonie entre médecins et pharmaciens étant également avantageuses à
la considération de chaque profession, on ne saurait
trop engager les uns et les autres à s'abstenir de toute
manifestation, de toute expression pouvant être mal
interprétée de la part du public.

Le pharmacien doit s'assurer de la qualité de ses produits. Il doit exécuter les ordonnances qui lui sont remises, sauf les cas d'erreur manifeste, et, dans toutes
les circonstances, prévenir le médecin *seul* des modifications que la prudence lui aurait commandé d'introduire. Les substitutions d'un médicament à un autre ne
doivent être effectuées qu'avec l'assentiment du médecin
qui l'a prescrit.

Le médecin doit laisser à ses clients toute leur liberté
dans le choix d'une officine quand le titulaire se confor-
mera aux règles ci-dessus. Il doit réserver, pour les
communiquer au pharmacien *seul,* toutes les observations qu'il aurait à produire relativement aux médicaments fournis.

Les remises faites au médecin sur les médicaments
prescrits par lui sont une pratique honteuse, que la
morale réprouve comme l'honnêteté les proscrit. Il en
est de même de l'association contractée par un médecin
et un pharmacien dans le but d'exploiter une officine.

Malgré les précautions les plus minutieuses, il pourra
cependant se faire que des conflits surgissent entre
médecins et pharmaciens. Ces dissentiments ne sauraient qu'être préjudiciables aux uns et aux autres et,
par conséquent, il importera d'éteindre, le plus prompte-
ment possible, ceux qu'on ne sera pas parvenu à éviter.
Dans ce but, il serait souhaitable qu'un tribunal spécial
fût institué avec mandat d'en connaître. L'impartialité
exigerait que les deux parties y fussent également re-
présentées. Or, partout il existe des sociétés médicales,

associations ou syndicats; presque partout aussi on trouve des associations professionnelles de pharmaciens. C'est aux unes et aux autres que nous voudrions voir confier le soin de trancher les conflits. Une commission mixte, prise mi-partie dans les sociétés médicales et dans les sociétés pharmaceutiques, remplirait le rôle de jury d'honneur dont les décisions devraient être loyalement acceptées par tous les intéressés.

Je crois, Messieurs et chers Confrères, que ces règles, religieusement observées de part et d'autre, tendraient à relever, s'il était nécessaire, le niveau moral des deux professions, à assurer entre pharmaciens et médecins des relations cordiales également avantageuses à tous.

Je vous propose donc de les discuter et de les adopter. Je vous proposerai, en outre, de charger notre Secrétaire d'en adresser un exemplaire à chacun des pharmaciens exerçant dans la région de notre Syndicat.

(Le Syndicat a décidé d'envoyer un exemplaire imprimé du travail ci-dessus à chacun des pharmaciens de la région, ainsi qu'aux Sociétés pharmaceutiques et aux autres Syndicats médicaux du département.)

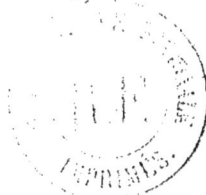

6

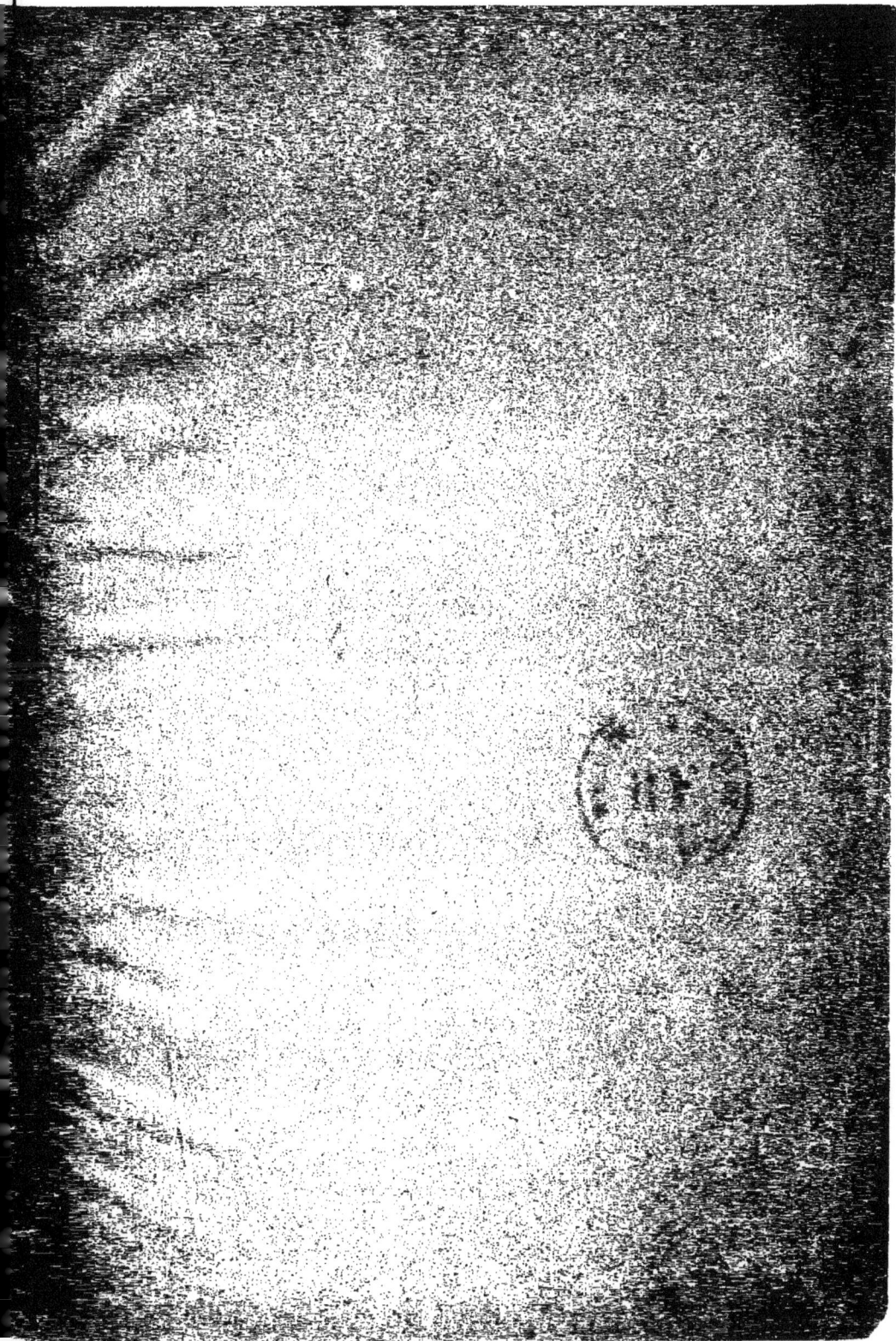

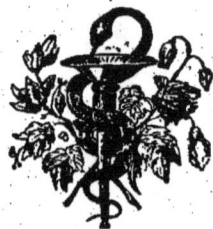